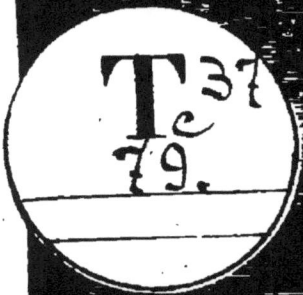

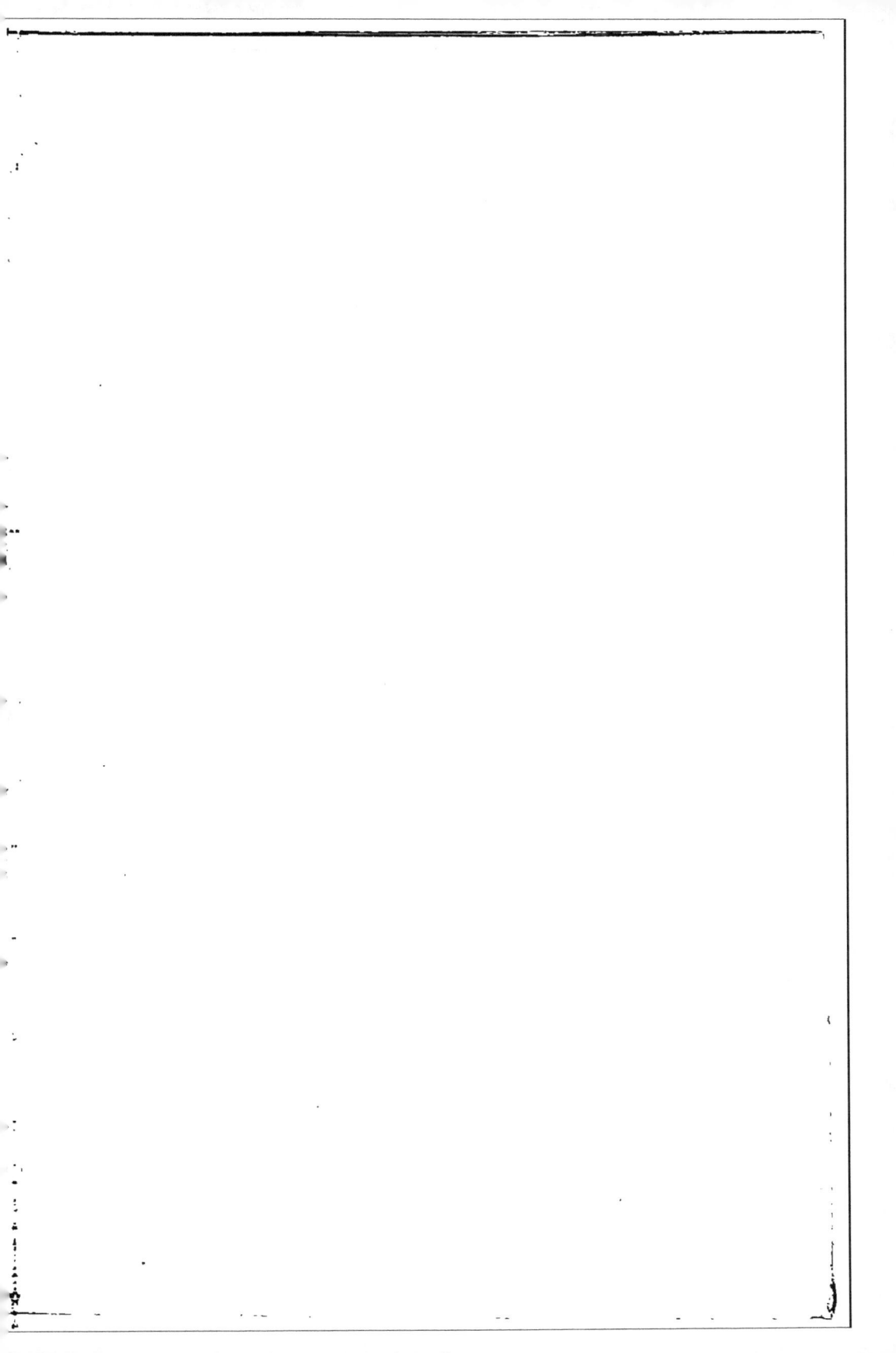

QUELQUES
CONSEILS D'HYGIENE

AUX

OUVRIERS DES MINES DE LA BAUME

PAR

F. GALLON

DOCTEUR EN MÉDECINE

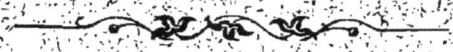

SOCIÉTÉ ANONYME D'IMPRIMERIE
VILLEFRANCHE-DE-ROUERGUE

—

1886

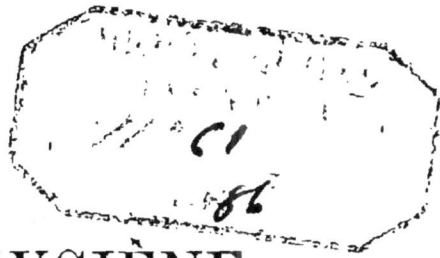

CONSEILS D'HYGIÈNE

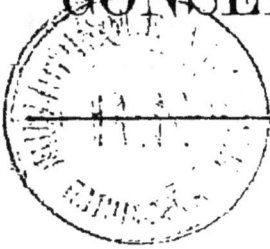

Attaché depuis dix ans au service médical des mines de plomb argentifère de la Baume, près de Villefranche-d'Aveyron, j'ai remarqué que les ouvriers confiés à mes soins auraient pu éviter souvent bien des indispositions, quelquefois même des maladies sérieuses, s'ils avaient eu une notion plus exacte des préceptes fondamentaux de l'hygiène. Tâcher de leur donner ces notions, tel est le but de ce travail. C'est dire qu'il n'a aucune prétention scientifique, que, s'adressant à de simples et modestes ouvriers, il sera simple et modeste comme eux; on n'y trouvera rien de nouveau. J'ai glané mes matériaux un peu partout; me bornant à les grouper et à les

1

présenter à mes lecteurs dans un langage aussi clair que possible et à leur portée.

Ce travail se trouve tout naturellement divisé en trois alinéas, correspondant aux trois grandes questions de l'hygiène ouvrière ; je veux dire : l'habitation, l'alimentation et l'hygiène professionnelle.

HABITATION

La moitié de la vie se passe à la maison.
Si on tient compte, en effet, du temps que
prennent les repas, le sommeil, les maladies, on voit que la vie de l'ouvrier est
divisée en deux parts à peu près égales :
l'une qu'il passe au dehors, l'autre qui
s'écoule dans le logement qu'il habite. Pour
la femme et les enfants, le séjour à la maison est bien plus considérable. On com-
prend donc toute l'importance de l'étude
hygiénique d'un lieu où doit s'écouler la
moitié de l'existence de toute une famille.
Cette importance devient encore bien plus
grande lorsqu'il s'agit de l'ouvrier mineur, qui, travaillant sous terre, privé de
soleil, de lumière, respirant un air impur,
exposé à l'humidité, a besoin plus que per-
sonne de trouver dans la salubrité de son
logement une atténuation aux effets pernicieux des mauvaises conditions hygiéniques de son chantier. Je ne fais pas ici un

travail théorique, et je n'aurai garde d'énumérer toutes les conditions que doit réunir une habitation pour satisfaire à toutes les exigences de l'hygiène. Cette réalisation est impossible à peu près pour toutes les classes de la société, et à plus forte raison pour les ouvriers qui, presque tous, louent leur logement et qui sont souvent obligés par des exigences pécuniaires de se contenter d'habitations plus que modestes. Je me bornerai donc à indiquer au mineur quelles sont les qualités hygiéniques essentielles qu'il doit rechercher dans le logement où il veut s'abriter lui et sa famille. Ces qualités peuvent, à mon avis, se résumer à trois : *espace, air, lumière.*

Espace. — Le grand ennemi de la salubrité des logements d'ouvrier dans nos villes, c'est l'encombrement. Il y a encombrement quand l'espace dont dispose une famille est insuffisant pour donner pleine satisfaction aux besoins respiratoires de ses membres, ou bien quand l'air ne se renouvelle pas assez facilement pour remplacer l'air vicié par la respiration des êtres qui habitent le logement. Chaque poitrine humaine désoxygène dans les vingt-quatre heures 10,800 litres d'air et exhale 540 litres d'acide carbonique.

Il est donc absolument indispensable

que le lieu où vit une famille soit assez spacieux pour contenir autant de fois 10,800 litres d'air que cette famille compte de membres, et qu'il soit installé, de manière que l'air désoxygéné et l'acide carbonique exhalé soient chassés au dehors et remplacés par un air pur et respirable. Sans cela on ne respire pas assez et l'on respire mal; la quantité d'air est insuffisante, et le peu d'air que l'on respire est mauvais.

L'ouvrier devra donc choisir un logement spacieux, composé de deux pièces s'il est possible. L'une sera consacrée à la cuisine, aux repas, à la vie commune, la seconde sera exclusivement réservée au coucher. Elles devront avoir environ 3 mètres d'élévation sur 4 de largeur et 5 de profondeur. Il me paraît à peu près indispensable pour l'ouvrier mineur d'habiter un logement composé de deux pièces. On sait en effet que le travail ne cesse jamais dans les mines. Les ouvriers sont divisés en postes qui se remplacent et qui travaillent pendant une période variable la nuit et le jour. L'ouvrier mineur qui est ce qu'on appelle *de nuit* rentre le matin à son domicile pour y goûter un repos que le rude labeur qu'il vient de fournir lui rend indispensable. Que sera son sommeil si son lit est situé dans une pièce où ses enfants, quelquefois nombreux, se livrent à leurs jeux bruyants, où sa femme va et vient pour vaquer aux soins du ménage? En dehors de cette considération spéciale à l'ouvrier mineur, il en est d'autres d'hygiène générale et de morale qui militent en faveur d'une chambre exclusivement réservée au repos. Tels sont le méphitisme produit par la préparation des aliments et les divers soins du ménage, la viciation de l'air par le séjour non interrompu d'êtres humains dans le même local, etc. Je n'insiste pas sur les conditions morales, tout le monde les connaît.

Air. — S'il est indispensable qu'un logement habité par une famille d'ouvriers soit assez spacieux pour contenir une quantité d'air pouvant donner pleine satisfaction aux besoins respiratoires des membres de cette famille, il est non moins nécessaire qu'il soit disposé de façon à ce que cet air soit convenablement renouvelé. Nous l'avons déjà dit, l'homme vicie peu à peu l'atmosphère où il respire. Si cette atmosphère n'est pas renouvelée, si un air pur ne vient pas remplacer l'air vicié et empoisonné par la respiration, il arrivera un moment où cette respiration deviendra difficile pour ne pas dire impossible. L'homme sera, dans ces

conditions, soumis à une véritable intoxi-
cation dont les effets ne tarderont pas à se
faire sentir. Cet empoisonnement, car c'en
est un véritable, est d'autant plus dangereux qu'il ne se manifeste pas par des symp-
tômes violents et éclatant brusquement. Il
agit à la longue, il mine lentement mais
sûrement les forces; en sorte que l'ouvrier
si robuste autrefois est tout étonné de voir
sa santé s'affaiblir peu à peu, ses forces
diminuer graduellement, sa face devenir
terreuse, sa respiration difficile. Il est
tout surpris que ses enfants, nés robustes
et vigoureux, se développent mal, qu'ils
s'étiolent, qu'ils deviennent scrofuleux et
rachitiques. La majeure partie de ces ac-
cidents est imputable à la mauvaise qua-
lité de l'atmosphère du logement qu'habite
l'ouvrier. S'il veut en acquérir la certitude,
qu'il envoie ses enfants passer quelques
temps à la campagne, et il ne tardera
pas à voir revenir leur bonne santé d'autrefois. D'où la nécessité d'une bonne
aération, c'est-à-dire d'un accès facile de
l'air extérieur, d'une bonne ventilation,
c'est-à-dire d'une facile sortie vers l'extérieur de l'air vicié. Ces deux conditions
hygiéniques sont solidaires l'une de l'autre. Si l'air intérieur s'échappe facilement
au dehors, c'est-à-dire si la chambre est

bien ventilée, l'air extérieur y aura un facile accès, et, réciproquement, si l'air du dehors pénètre facilement au dedans, c'est-à-dire si la chambre est bien aérée, l'air intérieur gagnera sans difficulté l'atmosphère extérieure.

Je n'énumérerai pas ici les nombreux moyens que l'art de l'architecte invente tous les jours pour aérer et ventiler le mieux possible les somptueux appartements des habitations de nos grandes villes. Je ne dois pas en effet oublier que je parle à de modestes ouvriers, et que je dois ne leur indiquer que des moyens à leur portée et ne dépassant pas leurs ressources. La meilleure et la plus simple aération d'une pièce se fait par les fenêtres, la meilleure ventilation par la cheminée. Pour une chambre des dimensions que j'ai indiquées déjà, deux grandes fenêtres sont indispensables. Ces fenêtres seront ouvertes toutes grandes au moins deux heures par jour quelle que soit la saison. L'air sera ainsi complètement renouvelé une fois par vingt-quatre heures. Le reste du temps les fissures de ces fenêtres et celles de la porte suffiront amplement aux besoins de l'aération.

Si la cheminée est utile comme moyen de chauffage, à mon avis, elle rend encore plus de services comme moyen de ventilation. Elle met, en effet, la pièce en communication directe avec l'air extérieur. La formation du courant repose sur la différence de température qui existe toujours entre ces deux milieux. Si l'air extérieur est plus chaud, l'air intérieur se dirige vers les fenêtres et une nouvelle quantité d'air descend par la cheminée ; s'il est plus froid, et c'est là le cas le plus fréquent, l'air vicié s'écoule par la cheminée, et c'est par les fenêtres que pénètre l'air pur. On voit donc le rôle important que joue la cheminée dans la ventilation. Ce rôle est encore plus sérieux quand le feu est allumé : car ce feu contribue à établir un courant en échauffant l'air de la pièce, qui, devenant par ce seul fait moins dense, tend à s'élever vers l'atmosphère extérieure par le conduit de la cheminée, en laissant un vide qui est aussitôt comblé par l'air plus froid et plus pur du dehors. Toute chambre à coucher devra donc être pourvue d'une cheminée, qui restera toujours ouverte quelle que soit la saison, et qui, autant que possible, devra être située soit en face d'une fenêtre, soit en face d'une porte pour que le courant puisse plus facilement s'établir. Beaucoup de nos ouvriers emploient les poêles comme moyen de chauffage. Ces appareils ne con-

1.

somment pas autant de combustible que
les cheminées et développent une plus
grande quantité de chaleur; mais ils peuvent devenir quelquefois dangereux par
les gaz délétères qu'ils laissent échapper
quand ils sont allumés. Pour éviter ces in-
convénients, ils devront avoir avec l'extérieur une large communication par un tuyau
de dimensions convenables, et soudé de telle
sorte qu'il ne laisse échapper ni gaz ni fu-
mée dans l'appartement. Dans les pièces
pourvues de cheminée, ils seront placés
dans le foyer même de cette cheminée.
Quand enfin ils occuperont le centre de la
chambre, on aura soin de tenir constam-
ment sur leur foyer un vase plein d'eau
bouillante. Cette vapeur, en se dégageant
dans l'appartement, empêchera une trop
grande dessication de l'air et atténuera en
même temps l'action délétère des gaz que
la combustion pourrait développer. Comme
moyen de ventilation, ces poêles peuvent
jusqu'à un certain point remplacer les cheminées, à condition cependant que leur
tuyau de tirage ait une large communication avec l'air extérieur et que cette communication ne soit jamais interrompue.

Lumière. — A logement sombre, habi-
tants chétifs. C'est là une loi d'hygiène que

l'expérience de tous les jours ne vérifie
que trop. Qui n'a jamais vu, en effet, dans
nos grandes villes manufacturières surtout, la population qui grouille dans ces
bouges étroits et sombres où un rayon solaire ne pénètre jamais ? Quel étiolement,
quels enfants malingres, rachitiques, scrofuleux ! Quand une épidémie y pénètre,
combien foudroyants sont ses coups, combien nombreuses ses victimes ! Comparez
à ces enfants hâves et chétifs les enfants
de nos campagnes. Certes, ces derniers sont
pour la plupart, au point de vue de l'alimentation et des autres soins hygiéniques,
dans des conditions souvent inférieures à
celles du dernier enfant de nos villes. D'où
vient cependant qu'ils sont presque tous
gros et forts, qu'ils se développent bien,
qu'ils deviennent des hommes vigoureux et
robustes ? C'est qu'ils vivent en plein air,
c'est qu'ils sont presque continuellement
baignés par cette lumière si vivifiante, si
salutaire du soleil. Sans elle, l'homme fait
comme la plante élevée dans l'obscurité, il
pâlit, s'étiole et meurt. Là où le soleil
n'entre pas, le médecin entre, dit un pro-
verbe italien dont la triste réalité se con-
firme tous les jours, surtout en ce qui con-
cerne le mineur. Plus que quelqu'autre
ouvrier que ce soit, il a en effet besoin

d'avoir un logement pour ainsi dire inondé
de lumière. Son métier l'oblige à passer la
plus grande partie de son existence dans
les profondeurs de la terre privée de la
lumière solaire. C'est même à cette priva-
tion que le mineur doit son teint pâle par-
ticulier qui permet à un œil un peu exercé
de reconnaître, entre mille, un ouvrier qui
a travaillé quelques temps dans les mines.
Par la façon dont y est réglé le travail,
l'ouvrier passe des mois entiers sans voir
le soleil. Les postes d'ouvriers changent
en effet tous les mois. C'est-à-dire que
ceux qui travaillent la nuit pendant le
mois qui vient de finir, travailleront le
jour pendant le mois qui commence, et
réciproquement; en sorte que l'ouvrier
qui travaille le jour passera tout un mois
absolument privé de cet excitant lumi-
neux si indispensable cependant au bon
fonctionnement de la vie. Il est donc
essentiel pour lui de pouvoir quand il a
fini son travail réparer le temps perdu, si
je puis m'exprimer ainsi. Pour cela, il
choisira un logement situé hors de la ville,
s'il est possible, ou tout au moins sur une
place ou dans une large rue, muni de
grandes fenêtres qui permettront à ce bon
ami, le soleil, d'entrer à flots. Car je n'en-
tends pas parler ici seulement du jour suf-

fisant pour l'exercice des soins de la vie, mais de cette lumière du soleil, si bienfaisante, si agréable, qui, par sa seule présence, égaye le logement le plus sombre et le plus pauvrement meublé, rend un peu de courage à l'âme agitée par les pensées les plus noires et par les plus sombres préoccupations. Il faut que l'ouvrier ait, s'il est possible, son lit exposé au soleil, pour que, même pendant son repos, il en ressente les salutaires effets. Je lui conseille en outre, quand il aura réparé ses forces par un sommeil indispensable, de sortir le plus qu'il le pourra, d'aller sur les promenades, sur les places publiques, dans les champs, respirer l'air pur, se réconforter sous l'influence des rayons solaires. S'il veut m'en croire, il verra vite combien un pareil genre de vie est profitable à sa santé, et combien il est préférable à l'existence passée dans ces cabarets et ces tripots qui pullulent dans nos villes et qui sont la ruine physique, morale et pécuniaire des ouvriers. La lumière solaire, pénétrant largement dans une habitation, a, en outre, l'avantage d'en chasser l'humidité, qui, avec l'encombrement, constitue l'insalubrité de beaucoup de logements d'ouvriers et est l'agent producteur de tant de maladies aiguës et chroniques. Pour remédier d'une autre

2

manière à cet inconvénient majeur, l'ouvrier devra exiger du propriétaire de son logement que ce logement lui soit remis dans un état convenable de restauration. Les murs, les planchers, les boiseries d'une chambre, s'imprègnent peu à peu de miasmes que développe forcément la vie en commun de plusieurs êtres humains. Les parasites, les poussières organiques qui contiennent les germes de tant de maladies vont s'emmaganiser dans les fentes des planchers, dans les fissures des murailles, dans les jointures des meubles. Les planchers et les boiseries devront être lavés à grande eau additionnée soit d'eau de javelle, soit de chlorure de chaux, soit de tout autre désinfectant et parasiticide. Les murs et les plafonds recevront un badigeonnage, enfin une couche de couleur. Ce nettoyage général de l'appartement devra être renouvelé tous les trois ou quatre ans soit par le propriétaire, soit par l'ouvrier lui-même s'il est assez heureux pour être possesseur du logement qu'il habite. A ce propos quelques compagnies ont fait construire à leurs frais des logements qu'elles livrent ensuite à leurs ouvriers. Ceux-ci, moyennant une somme annuelle calculée sur ce qu'a coûté à la compagnie la maison qu'ils habitent, deviennent, au bout d'un certain nombre d'années, propriétaires de cette maison. C'est là un progrès dont l'hygiène doit se féliciter. Car ces habitations construites pour l'usage exclusif des familles ouvrières offrent des conditions de salubrité qu'on chercherait vainement dans les logements qui sont à la portée de la bourse des ouvriers de nos villes manufacturières.

En terminant ces quelques considérations sur l'hygiène du logement de l'ouvrier, je donnerai un conseil à celle qui est chargée de son entretien. Je veux parler de la femme de l'ouvrier : car c'est d'elle, en grande partie, que dépend la salubrité ou l'insalubrité de la maison. Je lui conseillerai la propreté la plus minutieuse : propreté dans les objets de literie, propreté dans les instruments de cuisine, propreté dans la préparation des aliments, propreté dans le linge, en un mot propreté partout. Si elle suit ce conseil, elle y trouvera profit et bonheur : profit, car son mobilier et son linge s'useront moins vite et ne demanderont pas à être renouvellés aussi souvent; bonheur, car son mari trouvant son logement propre et bien tenu prendra goût à la vie de famille et n'ira pas dans les cabarets et les mauvais lieux dépenser son argent et user sa santé.

ALIMENTATION

L'exercice de nos fonctions s'accompagne de pertes incessantes; les forces de l'homme sont dépensées tous les jours par les travaux manuels et intellectuels auxquels il se livre, et la vie deviendrait bientôt impossible si nous ne puisions au dehors les matériaux nécessaires à la réparation de ces pertes. Ces matériaux portent le nom d'aliments. On a justement comparé l'alimentation (c'est-à-dire la fonction de l'homme introduisant dans l'économie les aliments qui lui sont nécessaires) à un budget quelconque : car, de même que pour que le budget d'une ville, par exemple, soit en équilibre il faut que les recettes balancent les dépenses, de même il faut pour que l'alimentation soit bien faite que les apports alimentaires balancent les dépenses organiques. Cette alimentation devient vicieuse, et par conséquent la santé est compromise, quand cet équilibre est rompu dans un sens ou dans l'autre; et l'on peut dire avec vérité qu'il est aussi pernicieux pour l'homme de trop manger que de ne pas manger assez. L'appétit devrait être le régulateur de l'alimentation comme il en est l'incitant, et quand il se déclare satisfait, l'homme devrait l'être aussi. Mais ce n'est pas ici le lieu de faire ressortir les dangers d'une alimentation trop riche et trop abondante. Nos mineurs, en effet, sont plus exposés à souffrir de la faim qu'à avoir des indigestions. Leur montrer qu'ils peuvent à peu de frais, en choisissant leurs aliments avec discernement, réparer leurs forces et entretenir convenablement leur santé, serait, je crois, leur rendre service; c'est ce que je vais tenter.

Quatre corps simples (c'est-à-dire indécomposables jusqu'ici en d'autres corps) forment, par leurs diverses combinaisons, tous les tissus de nos organes. Ce sont :

1° l'oxygène;
2° l'hydrogène;
3° le carbone;
4° l'azote.

Nous puisons l'oxygène et l'hydrogène principalement dans l'air que nous respirons et dans l'eau que nous buvons. Ce

2.

sont les aliments proprement dits qui nous fournissent le carbone et l'azote. Les féculents dont le pain est le type renferment le premier, la viande des animaux le second.

On a calculé qu'un homme bien constitué, de moyenne grandeur et fournissant un travail ordinaire, dépense, en moyenne, dans les vingt-quatre heures, les quantités suivantes :

Carbone.... 300 grammes :
Azote ...... 20 —

Il faut donc pour rétablir l'équilibre qu'il assimille dans le même espace de temps une égale quantité de ces deux corps.

Le pain donné pour 100 grammes :

Carbone........... 30 —
Azote........... 1 —

100 grammes de viande désossée renferment :

Carbone..... 10 grammes.
Azote .... 4 —

On voit donc qu'à la rigueur, on pourrait se nourrir exclusivement soit de pain, soit de viande.

Mais pour obtenir avec le pain seul la quantité d'azote reconnue indispensable, il faudrait en absorber 2,000 grammes ou 2 kilogrammes, tandis qu'un kilogramme fournit à lui seul les 300 grammes de carbone. De même, l'homme qui se nourrirait exclusivement de viande serait forcé d'en consommer 3 kilos pour arriver aux 300 grammes de carbone, tandis qu'il trouverait les 20 grammes d'azote dans 500 grammes.

On voit quelle énorme surcharge résulterait d'un pareil régime pour l'estomac, qui aurait à digérer ou 2 livres de pain en pure perte pour le carbonne ou 5 livres de viande en pure perte pour l'azote.

Des expériences dans un sens et dans l'autre ont été faites, et des troubles intestinaux graves, une décroissance rapide des forces, une altération profonde de la santé n'ont pas tardé à se manifester et sont venus démontrer le danger d'une pareille alimentation. D'où la nécessité d'un régime mixte dans lequel le pain et la viande entrent dans une proportion convenable. En dehors de ces deux substances, qui sont la base fondamentale de son alimentation, l'homme trouve encore dans le règne animal et le règne végétal d'autres éléments de régime. Nous allons les passer rapidement en revue, en observant la classification généralement adoptée d'aliments azotés et d'aliments carbonés.

Aliments azotés. — Les aliments azotés se tirent du règne animal. Ce sont la
viande, les œufs et le·lait.

On distingue la viande de boucherie :
bœuf, veau, mouton, porc; la volaille et le
gibier.

Les viandes diverses ont à peu de chose
près le même pouvoir nutritif. Les viandes
blanches sont cependant un peu moins
nourrissantes et sont aussi plus facilement
digérées. On les recommande, avec raison,
aux estomacs délicats et aux convalescents.
La chair musculaire est la partie de la
viande qui renferme le plus de sucs nutri-
tifs. C'est donc celle qu'il faut choisir de
préférence aux organes tels que les reins,
le foie, le cerveau, les poumons, le cœur,
qui sont d'une digestion difficile et bien
moins nourrissants.

La manière dont on prépare la viande a
une grande influence sur son pouvoir nutritif. Elle peut être mangée bouillie, rôtie
ou grillée, en sauce ou salée.

La viande bouillie est plus ou moins
nourrissante, suivant la manière dont on a
préparé le bouillon. Si on a plongé la
viande dans l'eau froide, si on a échauffé
le mélange lentement et pendant long-
temps, le bouillon sera chargé des sucs de
la viande, qui sera devenue insipide, fibri-

neuse, d'une digestion difficile et peu nourrissante. Si, au contraire, on a plongé la
viande dans l'eau bouillante, l'albumine se
coagule et emprisonne, pour ainsi dire,
tous les sucs de la viande, qui par suite ne
peuvent plus se dissoudre. Dans ces conditions, c'est le bouillon qui ne vaut rien et
la viande qui est bonne. Mais, même dans
ce cas, elle est bien moins nourrissante que
la viande rôtie ou grillée. Témoin le fait
suivant : « En 1841, lorsque la compagnie
adjudicataire du chemin de fer de Paris à
Rouen chargea les ingénieurs anglais de
l'établissement de la voie, un grand nombre
d'ouvriers passa, à leur suite, d'Angleterre
en France. Cette œuvre considérable fut
exécutée avec une rapidité étonnante, rapidité qui fut surtout due à l'émulation des
ouvriers des deux nations. Mais les ouvriers anglais eurent d'abord l'avantage.
Ils faisaient mieux et plus vite, parce qu'ils
avaient plus de pratique de ce genre de travail et qu'ils étaient mieux outillés. Cependant la pratique et les outils meilleurs ren-
dirent bientôt les ouvriers français aussi
habiles que leurs émules. Malgré cela, la
rapidité dans le travail restait toujours à
l'avantage des ouvriers venus d'Angleterre.
Les Français ne faisaient dans un temps
égal que les deux tiers de l'ouvrage fait par